AF586726

DES

# INFLAMMATIONS DE L'OEIL

## ET DE SES ANNEXES

## OCCASIONNÉES PAR L'ASTIGMATISME

PAR LE

**D^r GEORGES MARTIN**

Oculiste à Bordeaux
Médecin consultant du Bureau de Bienfaisance
Lauréat de la Faculté de Médecine de Paris (Médaille de première classe)
Membre de la Société de Médecine et de Chirurgie de Bordeaux.

*Communication faite au Congrès des Sciences médicales de Copenhague.*

BORDEAUX
IMPRIMERIE G. GOUNOUILHOU
11, RUE GUIRAUDE, 11

1884

DES

# INFLAMMATIONS DE L'ŒIL

## ET DE SES ANNEXES

## OCCASIONNÉES PAR L'ASTIGMATISME (1)

---

En oculistique, comme dans toutes les sciences, chaque fois qu'un nouvel instrument d'exploration voit le jour, il ne tarde pas à révolutionner plus ou moins les doctrines existantes. Hier, c'était l'ophtalmoscope qui nous donnait la solution de nombreux problèmes, parmi lesquels plusieurs n'étaient pas même posés. Aujourd'hui c'est le tour de l'ophtalmomètre que les récentes transformations apportées par *MM. Javal* et *Schiötz* ont fait rentrer dans le domaine de la pratique.

Une des révélations de cet instrument a été la coïncidence de l'astigmatisme avec certains états morbides de l'œil et des annexes de cet organe, coïncidence telle que nous n'avons pas craint d'accuser l'astigmatisme d'être la cause productrice et fréquente de ces affections.

En juin 1883, nous avons pour la première fois fait connaître nos idées dans une note adressée à l'Académie

(1) Extrait du *Journal de Médecine de Bordeaux*, nos 7 et 8; mois de septembre 1884.

*

des Sciences *sur le rapport qui existe entre les kératites graves (scrofuleuses) et l'astigmatisme de la cornée.* Depuis, dans divers articles parus dans les *Annales d'oculistique* et dans le *Journal de Médecine de Bordeaux,* nous avons montré qu'à côté de la kératite astigmatique devaient figurer plusieurs autres affections. L'une d'elles, la migraine hémicrânienne, a été l'objet d'un travail spécial lu, en janvier dernier, à la Société française d'Ophtalmologie.

Une communication embrassant la généralité des faits devait être retardée. Une discussion prématurée ne pouvait aboutir; il fallait laisser à tous le temps suffisant pour examiner, l'ophtalmomètre en main, nos diverses assertions. Aujourd'hui le moment nous semble venu d'aborder ce sujet devant vous.

La question posée est celle-ci : *L'astigmatisme peut-il être cause d'inflammation oculaire du côté des tissus de la cornée, de la conjonctive et des paupières?* La réponse ne peut être qu'affirmative.

En 1876, au Congrès international d'ophtalmologie de New-York, *John Roosa,* après avoir rappelé que certaines formes d'inflammations conjonctivales proviennent de vices non corrigés de la réfraction, a émis la proposition suivante : que l'amétropie paraissait être la condition des yeux affectés de blépharite ciliaire, et que l'hypermétropie constituait l'erreur de réfraction le plus souvent en cause.

La même année, le Dr Badal a placé le point de départ le plus fréquent des maladies des voies lacrymales « dans l'hypermétropie d'un degré léger ».

En 1877, *Kaysser,* dans un mémoire plein d'intérêt, a soutenu la même étiologie. Les affections qu'il a reconnues provenant de vices de réfraction sont surtout la conjonctivite, la blépharite, l'ophtalmie phlycténulaire, le ptérygion, les pinguécules, les orgeolets et même l'eczéma des paupières.

Il est hors de doute que, dans quelques cas, l'hypermétropie est la cause productrice de ces affections; mais, dans la plus grande majorité, c'est l'astigmatisme qui doit être incriminé.

Si, dans les investigations cliniques des confrères que nous venons de citer, l'astigmatisme ne s'est pas présenté, cela tient, sans nul doute, aux raisons suivantes :

1° *Que les faibles degrés d'astigmatisme cornéen échappent à une observation subjective pendant la période où le muscle ciliaire est capable de compensation;*

2° *Que, chez quelques sujets, de faibles degrés d'astigmatisme prennent l'apparence de l'hypermétropie si l'on se borne à pratiquer la mesure de la réfraction par la méthode de Donders et même à l'aide d'optomètres.*

Pour rencontrer l'astigmatisme, il faut aller à sa recherche avec l'ophtalmomètre; et, pour ne pas noter de l'hypermétropie manifeste, dans les cas où en réalité il n'en existe pas, il convient de ne déterminer la réfraction qu'après avoir corrigé l'anomalie de courbure.

Dans l'opinion de nos confrères, c'étaient les contractions générales du muscle ciliaire qu'engendrait l'hypermétropie qu'il fallait accuser; pour nous, qui mettons en cause l'astigmatisme, ce sont les contractions partielles de ce muscle qu'il faut mettre en cause.

Après les travaux de Giraud-Teulon, Dobrowolsky, Thomson, Gradle, Landesberg, Unterharnscheidt, Woinow, Javal, Nordenson, la réalité de ces contractions partielles ne saurait être mise en doute. Chez plus de cinq cents malades, présentant les conditions d'âge signalées par ces auteurs, nous les avons toujours rencontrées, sauf chez un seul sujet, et à vrai dire nous ne savons pour quel motif. Leur intensité, on le sait, est proportionnelle à la force accommodative. Elle ne nous paraît pas atteindre le chiffre supposé par notre savant confrère, le Dr Leroy, qui pense qu'un sujet de trente-un ans atteint d'un astigmatisme cornéen de 6 dioptries était capable d'une correction de 5,5. Nous n'avons jamais rencontré une correction supérieure à 1,25. Le Dr Javal en signale, il est vrai, quelques cas qui ont atteint 1,50.

Chez les jeunes sujets, l'astigmatisme accommodatif arrive à diminuer et même à corriger l'astigmatisme cornéen. L'intensité des contractions peut aussi, dans certains cas, produire une *surcorrection,* c'est à dire un astigmatisme subjectif en sens contraire à celui de la cornée. Voici par quel mécanisme cette transformation s'opère :

Supposons le cas suivant :

O.D. = 0° ± 1,25 D.
O.G. = 0° ± 0,50 D.

Si le sujet est jeune, l'astigmatisme droit sera complètement corrigé par une contraction partielle, et il pourra arriver, en vertu de la synergie d'action des deux muscles ciliaires, qu'un même degré de contraction se manifeste dans les deux organes et produise à gauche un astigmatisme subjectif de 90° — 0,75 D. Cette synergie d'action peut même engendrer, sur un œil dépourvu de tout astigmatisme statique, un astigmatisme dynamique dont la direction et le degré seront indiqués par les particularités de l'astigmatisme correcteur de l'autre œil.

Lorsque la cornée d'un ophtalmique est symétrique, il ne faut pas en induire qu'il n'y a pas d'astigmatisme en cause. Des contractions ciliaires partielles peuvent exister, quoiqu'elles ne soient pas sollicitées par une inégalité de courbure dans les méridiens de la cornée. Il y a un an environ, pour la première fois, nous avons rencontré ces contractions spasmodiques dans l'étiologie de la migraine qui, ainsi que nous l'avons déjà soutenu, est une affection astigmatique. Nous avions examiné vingt-cinq migraineux et nous avions toujours rencontré un degré notable d'astigmatisme cornéen. Nous supposions que cet état statique était l'élément indispensable de la migraine. Chez un vingt-sixième sujet, la cornée était sans anomalie. C'était pourtant un migraineux typique. Nous avons eu un moment de crainte pour notre théorie; mais le lendemain un examen plus approfondi nous rassura, en nous montrant un astigmatisme spasmodique parfaitement caractérisé que, depuis, nous avons toujours observé chez tous les migraineux où l'astigmatisme cornéen faisait défaut.

A partir de ce moment, plusieurs de nos malades atteints de larmoiement, de kystes ou de blépharites, que nous avions tout d'abord écartés de la liste des astigmatiques, y rentrèrent après un examen plus attentif et vinrent du même coup grossir le chiffre à l'appui de notre théorie et prouver que dans le cas d'astigmatisme statique, c'est bien la contraction ciliaire qui a toute l'influence pathogénique. Chez ces derniers sujets les guérisons rapides d'ophtalmies rétrocessibles, obtenues par la paralysie du ciliaire, faisaient déjà toucher du doigt la cause immédiate du mal. Mais rien n'est plus significatif que ce fait des contractions spasmodiques remplaçant les corrections partielles correctrices, car, en dernière analyse, dans les deux ordres de faits, on est en présence d'un même phénomène.

Le plus ordinairement les contractions ciliaires spasmodiques sont telles que l'astigmatisme engendré par elles, est représenté par 0,50 D., quelquefois par une quantité moitié moindre; il est rare qu'il atteigne 0,75 D.

Les causes de l'astigmatisme spasmodique sont diverses : c'est quelquefois une contusion légère du globe oculaire, une position oblique et prolongée du regard; chez quelques femmes, c'est l'éruption des menstrues; chez certains sujets l'apparition d'une ophtalmie. Dans bien des cas, il est impossible de remonter à l'origine du mal; on ne peut que constater la nature nerveuse ou rhumatismale du sujet.

La durée d'un spasme partiel est essentiellement variable. Nous en avons vu disparaître spontanément au bout de quelques heures, d'autres persistent pendant des mois et des années; les uns sont pour ainsi dire muets, les autres, au contraire, fort douloureux. On les rencontre tantôt localisés sur un seul organe, tantôt sur les deux à la fois. Tous les yeux, quelle que soit leur réfraction, qu'ils soient myopes, emmétropes, hypermétropes ou même astigmates, peuvent en être le siège.

Chez un jeune sujet emmétrope et jouissant d'une bonne acuité, la présence d'un spasme est d'un diagnostic facile. En face d'un cadran rayonné, une seule ligne apparaît noire ; la réponse est rapide et catégorique. Ici le contrôle de l'ophtalmomètre n'est pas utile. Mais il n'en est plus de même si l'emmétrope est âgé ou s'il y a de l'amétropie. Le rayon unique, d'une teinte si noire, aux contours si nets, n'entraîne plus avec lui l'idée d'une contraction partielle spasmodique. Chez le myope, armé du verre correcteur de sa réfraction sphérique, un tel rayon peut aussi bien révéler un état astigmatique de la cornée que du cristallin. Le même doute apparaît chez le vieillard emmétrope qui ne compense plus. Dans tous ces cas l'emploi de l'ophtalmomètre est indispensable. C'est par la comparaison des données fournies par l'instrument avec celles de l'examen subjectif que, séance tenante, on peut savoir à quoi on a affaire.

Le diagnostic différentiel de l'astigmatisme cristallinien spasmodique d'avec l'astigmatisme cristallinien statique ne peut se faire que par l'emploi suffisamment prolongé de l'atropine. Dans cette recherche, le sujet doit s'armer de patience ; le spasme peut, en effet, résister des jours et même des semaines. L'état statique bénéficie assez souvent de l'ignorance dans laquelle on se trouve du laps de temps nécessaire pour que le médicament triomphe de ce phénomène morbide.

Si un spasme survient chez un astigmate cornéen, il engendre un astigmatisme total subjectif ou inférieur ou supérieur à ce dernier. Il peut même le masquer entièrement. Ces cas rares sont le triomphe de l'ophtalmomètre. Confiant dans les révélations de cet instrument, on ne craint pas d'instituer une cure prolongée d'atropine dont on serait écarté si l'on se contentait d'établir le diagnostic par les seules ressources de l'examen subjectif. L'étude des contractions spasmodiques est laborieuse; il convient de procéder avec prudence avant d'affirmer ou de nier leur existence.

Nous voici arrivé à la partie capitale de notre travail. Il nous faut prouver maintenant que l'astigmatisme constaté chez nos malades n'est pas le fait d'une simple coïncidence, mais qu'il existe un rapport évident de cause à effet entre leur état de réfraction et les manifestations morbides qu'ils ont présentées.

Ce rapport se trouve établi :

1° Par ce fait plusieurs fois constaté qu'une ou plusieurs de ces manifestations se sont reproduites *à diverses reprises chez le même individu, toujours sur le même œil, le seul atteint d'astigmatisme;*

2° Par les merveilleux résultats thérapeutiques obtenus par les médicaments qui paralysent le muscle ciliaire;

3° Par la vertu préservatrice, dans maintes circonstances, des verres parfaitement correcteurs de l'astigmatisme cornéen portés sans interruption.

Nous nous contenterons de signaler ces faits sans les faire suivre de chiffres qui ne donneraient aucune valeur de plus à nos affirmations. Nous avons hâte d'arriver à deux ordres de preuves uniquement appuyées sur des statistiques.

La première de ces preuves a pour base *la fréquence chez nos malades d'un état astigmatique cornéen se chiffrant par un nombre de dioptries plus élevé que celui que l'on rencontre d'ordinaire.* La fréquence de l'astigmatisme cornéen, sans tenir compte de son degré, ne prouverait rien; car cette anomalie, considérée à partir de 0,25 D., est fort commune. Nordenson, sur 462 yeux pris au hasard, n'en aurait trouvé que 42 exempts d'astigmatisme cornéen, ce qui donne une proportion de 90,6 °/₀.

La recherche de la fréquence de l'astigmatisme, en tenant compte de son degré, aurait été un excellent moyen de démonstration; mais, lorsque nous avons voulu dresser nos tableaux, pour des motifs inutiles à faire connaître ici, il nous a fallu changer de voie.

Nous avons tourné la difficulté en nous contentant de rechercher combien sur cent astigmates[1] atteints d'une même affection, il y en avait ayant une asymétrie d'au moins 0,50, 0,75, 1, 1,50, 2, 3 dioptries. Les chiffres que l'on obtient en procédant ainsi n'ont pas besoin de commentaires, tellement ils diffèrent de ceux que l'on trouve, quand, au lieu de les recueillir chez des astigmates malades, ils sont fournis par des sujets bien portants pris au hasard. On verra qu'autant les hauts degrés d'astigmatisme sont rares chez ces derniers, autant ils deviennent fréquents chez nos divers ophtalmiques.

Pour établir ce tableau comparatif, nous nous sommes servi des chiffres que Nordenson a notés chez les quatre cent vingt astigmates qu'il a rencontrés en 1882 à l'école alsacienne de Paris [2].

On peut induire d'une manière assez approximative des recherches consciencieuses de notre confrère que :

Sur cent astigmates cornéens, il y en a :

| | | | |
|---|---|---|---|
| 70 | ayant au moins | 0,50 | dioptries. |
| 43 | — | 0,75 | — |
| 29 | — | 1,00 | — |
| 7,1 | — | 1,50 | — |
| 3,3 | — | 2,00 | — |
| 1,4 | — | 3,00 | — |

L'autre ordre de preuves sur lequel nous voulons nous appuyer réside dans ce fait que, *lorsque l'astigmatisme cornéen est absent ou qu'il est trop faible et par conséquent sans action nocive, il se trouve remplacé dans certains cas, par de l'astigmatisme spasmodique*. C'est là, à notre sens, un fait bien probant. En effet, autant l'asymétrie de la cornée est fréquente, autant le spasme partiel est rare. Il est hors de doute que, sur cent yeux non choisis, on ne trouverait pas le nombre de cas d'astigmatisme dynamique que nous aurons à faire connaître dans nos diverses catégories de malades.

[1] Nous comptons l'astigmatisme à partir de 0,25 D.

[2] Recherches ophtalmométriques sur l'astigmatisme cornéen chez les écoliers de sept à vingt ans. (*Annales ocul.*, t. LXXXIX, p. 110.)

Telles sont les preuves sur lesquelles nous voulons nous étendre.

Si nous nous en tenions au titre de notre communication, nous n'aurions qu'à faire connaître de quelle manière se comporte chacune de ces preuves par rapport à quelques maladies inflammatoires. Nous élargirons notre cadre, estimant qu'une étude connexe, statistique, de quelques autres maladies déterminées par l'astigmatisme, complètera notre démonstration.

Les affections qui relèvent de la cause astigmatique sont de diverses natures :

1° Phénomènes douloureux (névralgies périorbitaires. migraines);

2° Phénomènes congestifs (affections lacrymales);

3° Phénomènes spasmodiques (blépharospasmes);

4° Phénomènes divers (kystes palpébraux, mouches volantes) [1].

Nous ne comptons donner la statistique que de trois de ces affections : le larmoiement, la blennorrhée avec ou sans tumeur lacrymale, les kystes palpébraux (chalazion).

1° Sur 154 cas de larmoiement, il y a 2 cas sans astigmatisme, 28 avec spasme, 124 avec astigmatisme cornéen.

Sur ces 124 cas de larmoiement, il y en a :

| | | | | | |
|---|---|---|---|---|---|
| 118 | avec au moins | 0,50 | dioptries, | soit 95,1 | p. 100. |
| 106 | — | 0,75 | — | — 85,4 | — |
| 86 | — | 1,00 | — | — 69,3 | — |
| 24 | — | 1,50 | — | — 35,4 | — |
| 26 | — | 2,00 | — | — 20,0 | — |
| 10 | — | 3,00 | — | — 8,0 | — |

2° Sur 158 cas de blennorrhée, il n'y en a pas sans astigmatisme; il s'en trouve 28 avec spasme et 130 avec astigmatisme cornéen.

(1) Dans ces derniers mois M. le Dr Vacher a signalé la cataracte astigmatisme. Bien que notre attention ait été attirée sur cette question depuis longtemps, nous sommes incapables, à l'heure actuelle, de nous prononcer sur cette étiologie.

Sur ces 130 cas de blennorrhée, il y en a :

| | | | | | |
|---|---|---|---|---|---|
| 116 avec | au moins | 0,50 dioptries, | soit | 89,2 | p. 100. |
| 106 | — | 0,75 | — | — 81,5 | — |
| 72 | — | 1,00 | — | — 55,3 | — |
| 28 | — | 1,50 | — | — 21,5 | — |
| 12 | — | 2,00 | — | — 9,2 | — |
| 10 | — | 3,00 | — | — 7,6 | — |

3° Sur 84 yeux, nous avons rencontré un ou plusieurs kystes palpébraux : 22 fois il y avait un spasme, 62 fois de l'astigmatisme cornéen.

Sur ces 62 cas, il y en a :

| | | | | | |
|---|---|---|---|---|---|
| 58 avec | au moins | 0,50 dioptries, | soit | 93,0 | p. 100. |
| 46 | — | 0,75 | — | — 74,0 | — |
| 32 | — | 1,00 | — | — 50,0 | — |
| 8 | — | 1,50 | — | — 12,9 | — |
| 6 | — | 2,00 | — | — 9,6 | — |

4° Arrivons aux maladies inflammatoires. Que se passe-t-il pour les blépharites? Sur 240 cas, il y en a eu 1 sans astigmatisme, 26 avec spasme et 213 avec astigmatisme cornéen.

Sur ces 213 astigmatismes cornéens, il y en avait :

| | | | | | |
|---|---|---|---|---|---|
| 204 avec | au moins | 0,50 dioptries, | soit | 95,7 | p. 100. |
| 165 | — | 0,75 | — | — 77,4 | — |
| 123 | — | 1,00 | — | — 57,7 | — |
| 62 | — | 1,50 | — | — 29,1 | — |
| 37 | — | 2,00 | — | — 17,3 | — |
| 20 | — | 3,00 | — | — 9,3 | — |

5° La cause astigmatisme semble influencer particulièrement trois variétés de conjonctivites : la conjonctivite irritative ou forme légère de l'hyperémie conjonctivale, la conjonctivite phlycténulaire et la conjonctivite chronique papillaire.

Voici les statistiques propres à chacune de ces variétés :

*A.* — Conjonctivite irritative : 103 cas dont 8 sans astigmatisme, 22 avec spasme et 73 avec astigmatisme cornéen.

Sur ces 73 cas, il y en a :

| | | | | | | |
|---|---|---|---|---|---|---|
| 71 | avec au moins | 0,50 | dioptries, | soit | 97,2 | p. 100. |
| 56 | — | 0,75 | — | — | 79,6 | — |
| 43 | — | 1,00 | — | — | 58,5 | — |
| 20 | — | 1,50 | — | — | 27,3 | — |
| 10 | — | 2,00 | — | — | 13,7 | — |
| 2 | — | 3,00 | — | — | 1,3 | — |

*B.* — Conjonctivite phlycténulaire : 88 cas, dont 16 avec spasme et 72 avec astigmatisme cornéen.

Sur ces 72 cas, il y en a :

| | | | | | | |
|---|---|---|---|---|---|---|
| 70 | avec au moins | 0,50 | dioptries, | soit | 97,2 | p. 100. |
| 62 | — | 0,75 | — | — | 86,1 | — |
| 44 | — | 1,00 | — | — | 61,1 | — |
| 32 | — | 1,50 | — | — | 44,4 | — |
| 8 | — | 2,00 | — | — | 11,1 | — |
| 4 | — | 3,00 | — | — | 5,5 | — |

*C.* — Conjonctivite chronique : 86 cas, tous avec astigmatisme cornéen :

Sur ces 86 cas, il y en a :

| | | | | | | |
|---|---|---|---|---|---|---|
| 84 | avec au moins | 0,50 | dioptries, | soit | 97,6 | p. 100. |
| 72 | — | 1,00 | — | — | 88,3 | — |
| 58 | — | 1,50 | — | — | 67,4 | — |
| 44 | — | 2,00 | — | — | 51,4 | — |
| 26 | — | 3,00 | — | — | 30,2 | — |

6° Passons à la statistique des kératites. Ces kératites sont de deux sortes : la kératite phlycténulaire et la kératite scrofuleuse, grave, à répétition, ou pour mieux dire, l'une est l'exagération de l'autre; à égalité de tempérament, le nombre de dioptries explique la gravité, la ténacité de ces dernières.

*A.* — Nous avons examiné à l'ophtalmomètre 50 cas de kératite phlycténulaire : 2 fois il y avait de l'astigmatisme spasmodique et 48 fois de l'astigmatisme cornéen.

Sur ces 48 cas, il y en a :

| | | | | | | |
|---|---|---|---|---|---|---|
| 38 | avec au moins | 0,50 | dioptries, | soit | 79,0 | p. 100. |
| 30 | — | 0,75 | — | — | 62,5 | — |
| 24 | — | 1,00 | — | — | 50,0 | — |
| 14 | — | 1,50 | — | — | 29,0 | — |

*B.* — Le nombre des yeux atteints de kératite scrofuleuse grave s'élève à 165. Sur ce chiffre nous n'en avons que 8 n'ayant pas d'astigmatisme cornéen. Dans ces 8 cas y avait-il de l'astigmatisme subjectif? Les réponses des sujets trop jeunes ne nous ont pas permis de le savoir.

Voici comment se décomposent ces divers cas :

Sur les 157 yeux astigmates il y en avait :

| | | | | | | |
|---|---|---|---|---|---|---|
| 151 | avec au moins | 0,75 | dioptries, | soit | 96,1 | p. 100. |
| 146 | — | 1,00 | — | — | 92,9 | — |
| 130 | — | 1,50 | — | — | 82,8 | — |
| 107 | — | 2,00 | — | — | 68,1 | — |
| 69 | — | 3,00 | — | — | 43,9 | — |
| 42 | — | 4,00 | — | — | 26,9 | — |
| 24 | — | 5,00 | — | — | 15,2 | — |

Les chiffres que nous venons de faire connaître montrent la réalité des maladies astigmatiques. Seuls ceux qui se rapportent aux kératites astigmatiques peuvent donner lieu à des critiques, car ils ont tous été recueillis, sauf chez un seul sujet, après une ou plusieurs inflammations. D'où l'objection qui nous a été faite : l'astigmatisme physique que vous constatez est un effet de la kératite et non sa cause; les kératites laissent après elles des opacités cicatricielles qui à leur tour engendrent des différences de réfraction dans les méridiens principaux.

Voici quelles ont été nos réponses :

1° Il est évident que, si les cicatrisations des infiltrations cornéennes jouent un rôle dans la production de l'astigmatisme, les degrés de cette anomalie devraient augmenter à mesure que les attaques se répètent. Or, il n'en est rien. Dans notre premier travail nous disions : « Chez les trois seuls sujets ayant eu une nouvelle crise nous n'avons pas constaté un accroissement de l'astigmatisme. » Aujourd'hui nos chiffres sont plus nombreux et parlent dans le même sens. Dans douze cas où, pour un motif ou un autre, nous n'avions pas ordonné de verres, une nouvelle rechute n'a nullement modifié le degré de l'anomalie constatée un certain temps après l'attaque précédente.

2° Nous avons rencontré des cas où des blépharites ciliaires, chroniques et intenses, ont précédé de plusieurs mois et même quelquefois de plusieurs années la première atteinte de kératite scrofuleuse. Ces malades, au nombre de 6 dans notre statistique, ne nous fournissent-ils pas une preuve indirecte de la préexistence de déformation cornéenne à toute inflammation kératique?

A ces raisonnements nous ajouterons le suivant : Si l'astigmatisme était le produit de la kératite, on devrait observer la plus grande diversité dans la direction des méridiens principaux. Or, en jetant les yeux sur nos tableaux, nous avons pu nous convaincre que dans cette catégorie de malades, l'astigmatisme selon la règle est l'astigmatisme habituel, et que la direction des méridiens principaux s'écartait fort peu de l'inclinaison que l'on rencontre chez les astigmates non atteints de kératite.

Du reste, l'aspect des images des mires n'est pas le même dans les deux cas. Les images sont fort irrégulières de forme et de grandeur dans l'astigmatisme produit. De plus, en tournant l'arc de l'instrument dans deux sens opposés, à droite et à gauche de la position initiale, on voit se présenter des degrés d'astigmatisme d'une différence notable. Enfin, si l'on fait usage de deux prismes bi-réfringents d'une force inégale, on est loin de rencontrer dans les deux examens le même chiffre d'astigmatisme.

A ceux qui hésitent encore, nous nous contenterons de dire : une étude ophtalmométrique attentive et poursuivie démontrera la réalité de nos opinions. Pourquoi la cornée serait-elle exempte des processus morbides qui envahissent le bord palpébral et le tissu de la conjonctive? Du reste, pourquoi refuser d'admettre une théorie que l'on est obligé de reconnaître vraie un instant après? Supposons avec nos adversaires que la première atteinte de kératite ne soit pas de nature astigmatique, mais une fois l'anomalie constituée, cette anomalie ne devient-elle pas la cause des rechutes ultérieures? Et alors, pour eux, comme pour nous, la désignation de « *kératite astigmatique* » devient synonyme de « *kératite à répétition* ».

Laissons les kératites scrofuleuses, pour tirer quelques conclusions des chiffres que nous avons fait connaître. Les conclusions qui s'imposent sont les suivantes :

1° Les cas sans astigmatisme sont rares;

2° Les degrés d'astigmatisme qui se groupent autour de chaque maladie sont de beaucoup supérieurs à ceux notés sur un même nombre de sujets n'ayant jamais présenté d'affections oculaires;

3° Le spasme joue un rôle variable selon les affections. Il offre, en effet, les proportions suivantes par rapport à l'astigmatisme cornéen :

| | | |
|---|---|---|
| Pour le chalazion | 26,0 | p. 100 |
| Pour la conjonctivite irritative | 24,4 | — |
| Pour la conjonctivite phlycténulaire | 18,1 | — |
| Pour le larmoiement | 18,0 | — |
| Pour la blennorrhée | 17,7 | — |
| Pour la blépharite | 10,8 | — |
| Pour la kératite phlycténulaire | 4,0 | — |

Dans les cas de conjonctivite chronique et de kératites scrofuleuses, nous n'avons pas observé de spasme.

Il peut se faire qu'un certain nombre de malades ayant servi à établir nos statistiques, bien qu'atteints d'astigmatisme, ne doivent pas à cette cause leur affection. Mais ces cas sont exceptionnels; les chiffres que nous venons de rapporter révèlent bien l'influence pathogénique de l'astigmatisme. L'hypermétropie, qui, à un moment donné, a été proclamée la cause la plus puissante de plusieurs de ces affections, n'a été rencontrée par nous que dans la proportion de 28 °/₀; dans la kératite scrofuleuse, nous l'avons trouvée dans près de la moitié des cas. Il est rationnel de penser que dans ces circonstances, l'hypermétropie associe ses effets à ceux de l'astigmatisme.

La présente étude n'a pu porter que sur des sujets

âgés au moins de six ans. Au-dessous de cet âge, il est impossible de faire usage de l'ophtalmomètre, et il est aussi impossible d'être renseigné sur la présence d'un spasme. On peut néanmoins se convaincre, si l'on a l'occasion de revoir les sujets quelques années plus tard, que certains cas de kératites tenaces du premier âge sont sous la dépendance de l'astigmatisme. Si lors de cet examen on ne trouve rien, on peut supposer assez vraisemblablement que ces kératites étaient de nature spasmodique. Sous l'influence de l'évolution dentaire qui, comme on le sait, produit des phénomènes sympathiques de toutes sortes, un spasme réflexe se manifesterait du côté du muscle ciliaire et serait la cause des phénomènes inflammatoires que l'on est assez souvent appelé à soigner à cette époque de la vie. Le traitement, du reste, confirme cette opinion; ces ophtalmies cèdent à une médication antispasmodique (l'incision de la muqueuse gengivale, l'emploi des bromures, les instillations répétées d'atropine).

Dans l'étiologie des maladies astigmatiques, nous ne voulons pas remplacer l'influence attribuée jusqu'à ce jour à l'état général par l'action toute locale des contractions partielles du muscle ciliaire. L'une et l'autre interviennent : la première comme cause prédisposante, l'astigmatisme comme cause déterminante. L'état général, variable selon les individus, explique pourquoi l'effort ciliaire compensateur se révèle par des phénomènes d'ordre divers. Chez le scrofuleux, il engendre surtout la kératite grave; chez le lymphatique, la kératite phlycténulaire; chez l'herpétique, la blépharite; chez l'arthritique, la migraine; chez l'anémique, le blépharospasme, etc.

Ainsi que nous l'avons dit, les résultats thérapeutiques obtenus à l'aide des médicaments qui paralysent le muscle ciliaire, sont merveilleux. Dans toutes les maladies astigmatiques capables de rétrocéder, il convient donc d'utiliser l'atropine si la gravité de l'inflammation l'exige. Chacun appréciera si, dans un cas donné de

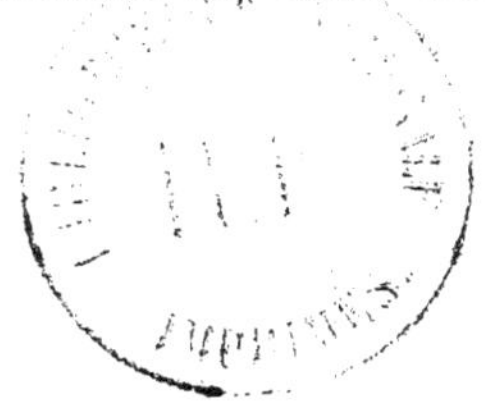

blépharite ou de conjonctivite, il devra recourir à cet agent. En présence de quelques cas intenses, nous n'avons pas hésité à l'employer. Mais où l'hésitation ne doit pas exister, c'est lorsque le mal siège sur la cornée. Si la kératite a un caractère grave, tenace, l'atropine devra être instillée dans les deux sacs conjonctivaux, alors même qu'un seul œil serait atteint, dans le but de détruire les mouvements qui résultent de l'action des muscles ciliaires. L'inflammation étant souvent binoculaire, bien souvent le médecin a mis en pratique d'une façon avantageuse, et sans la raisonner, cette ligne de conduite. Si la dilatation mydriatique est difficile à obtenir, si l'inflammation ne semble pas être influencée par ces instillations, il ne faut pas désespérer de l'action de cet agent thérapeutique. Confiant dans la théorie pathogénique, il faut faire un pas en avant; il faut pratiquer quotidiennement, une ou deux fois par vingt-quatre heures, des injections hypodermiques de ce médicament. Toutes celles que nous avons pratiquées ont donné des résultats favorables, et nous avons pu, grâce à elles, obtenir des guérisons vainement cherchées par d'autres moyens. Inutile de dire qu'il ne faut pas cesser l'atropine avant d'avoir triomphé d'un spasme observé, et que l'usage de cet alcaloïde n'exclue nullement la médication symptomatique ni le traitement général.

Les verres cylindriques devront être ordonnés toutes les fois que la tendance aux rechutes sera manifeste. Comme l'astigmatisme n'agit que par les contractions partielles qu'il provoque, il faut de toute nécessité arriver à les supprimer. Pour cela, il faudra faire porter d'une manière constante les verres parfaitement correcteurs de l'anomalie, en ayant soin néanmoins de faire précéder cette prescription d'une ou plusieurs autres dans lesquelles des cylindres moins forts seraient ordonnés.

En terminant, résumons notre pensée sur le rôle pathogénique de l'astigmatisme. L'astigmatisme doit être considéré comme une *infériorité* de l'organe visuel. Un œil asymétrique constitue un *locus minoris resistentiæ* et le spasme ciliaire un motif de localisation d'affections diverses dont la liste n'est pas probablement close. Un sujet qui aura parcouru une longue existence, sans avoir été atteint par l'une d'elles, ne sera qu'exceptionnellement porteur d'un degré notable d'astigmatisme.

La théorie ciliaire astigmatique, basée sur une longue observation de faits cliniques, donne une explication toute physiologique à diverses maladies et assure au praticien des guérisons rapides, des succès inespérés, et lui permet d'instituer une prophylaxie rationnelle et efficace.

Bordeaux. — Imp. G. GOUNOUILHOU, rue Guiraude, 11.

www.ingramcontent.com/pod-product-compliance
Lightning Source LLC
LaVergne TN
LVHW052030160826
845678LV00003B/1270

* 9 7 8 2 3 2 9 6 3 4 0 1 2 *